AF315484

NOTE SUR UN NOUVEAU MODE

DE

TRAITEMENT DE LA TUBERCULOSE

PAR LES SELS DE PLOMB

PAR

le Dʳ Étienne DESTOT

EX-INTERNE DES HÔPITAUX DE LYON

ANCIEN AIDE D'ANATOMIE A LA FACULTÉ DE MÉDECINE.

Communication faite au Congrès de Médecine de Lyon 1894.

LYON

IMPRIMERIE DE L. BOURGEON

7, rue des Marronniers, 7

1894

NOTE SUR UN NOUVEAU MODE

DE

TRAITEMENT DE LA TUBERCULOSE

PAR LES SELS DE PLOMB

PAR

le Dr Étienne DESTOT

EX-INTERNE DES HOPITAUX DE LYON

ANCIEN AIDE D'ANATOMIE A LA FACULTÉ DE MÉDECINE.

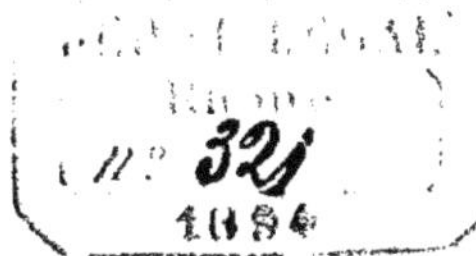

Communication faite au Congrès de Médecine de Lyon 1894.

LYON

IMPRIMERIE DE L. BOURGEON

7, rue des Marronniers, 7

—

1894

NOTE SUR UN NOUVEAU MODE

DE

TRAITEMENT DE LA TUBERCULOSE

PAR LES SELS DE PLOMB

Avant d'entrer dans le détail des recherches et des expériences que nous avons faites, qu'il nous soit permis d'exposer les idées théoriques qui nous ont guidé et d'indiquer par la suitede nos essais infructueux, la marche et l'évolution, qu'a dû suivre notre théorie primitive pour arriver à une solution partique satisfaisante. Nous les résumerons rapidement ici, ne voulant pas entrer dans des développements faciles, et nous attachant surtout aux résultats de l'expérimentation.

Nous nous sommes basé :

1° Sur les idées anciennes des cliniciens affirmant l'antagonisme de la goutte et de la tuberculose; sur le ralentissement marqué de l'évolution tuberculeuse, sur un terrain arthritique.

Opposer d'une façon fixe une dystrophie acide en faisant de la goutte artificielle à l'état naissant et par suite une tendance à la sclérose, au processus tuberculeux dont la tendance à l'ulcération constitue le plus grand danger, tel a été notre but.

Etant interne du professeur Sézary, d'Alger, nous avons essayé pendant l'année 1887, dans son service, un traitement par l'acide lactique à haute dose. L'heureux effet de cet acide sur les tuberculoses locales, sa constance dans les maladies par ralentissement de nutrition semblaient le désigner comme un agent très favorable.

Pas de résultats; aussi, nous n'insisterons pas sur le détail des 23 observations que nous avions recueillies.

L'acide urique, l'urate de soude ne nous donnèrent pas même l'ombre d'un succès.

Malgré les expériences de Foster et de Külz, malgré les doses élevées de médicament que nous avons données, il ne nous a été possible de provoquer, soit la goutte, soit le rhumatisme articulaire. La cause de notre insuccès tenait au peu de stabilité de ces produits au milieu de la fermentation gastrique, et à leur rapide élimination.

C'est alors que pour fixer dans l'organisme nos acides, nous eûmes l'idée de leur donner une base métallique.

Pour lutter contre une maladie chronique, il fallait un médicament qui fut pour ainsi dire chronique, c'est-à-dire stable dans l'économie.

Parmi les métaux, un seul pouvait provoquer par lui-même une dystrophie acide; c'était le plomb déterminant la goutte saturnine.

Si l'on veut maintenant se rappeler les belles expériences du professeur Raulin, on peut s'apercevoir qu'une quantité infinitésimale d'argent, arrête l'évo-

lution de la culture d'aspergillus niger. Si l'on rapproche cette action métallique de l'action du mercure sur
la syphilis, où 1 centigramme de bichlorure, agit sur
70 kilog. d'homme et arrête l'alopécie aussi bien que
les plaques muqueuses interdigitales, on ne peut
s'empêcher de trouver des points d'analogie. Le plomb
nous sembla remplir les mêmes desiderata dans la
tuberculose.

Nos premiers essais avec des sels de plomb, acétate
et sous-acétate, furent décourageants.

A l'infection tuberculeuse vint s'ajouter l'intoxication
saturnine : même à faible dose le plomb déterminait
chez les animaux en expérience, des phénomènes du
côté de l'appareil digestif, qui rendaient la nutrition
défectueuse ou impossible.

Dans le courant de l'année 1890, nous perdîmes
ainsi très rapidement en deux mois, deux séries de
25 lapins.

C'est alors qu'en recherchant dans la série des médicaments préconisés contre la tuberculose, nous fûmes
frappé par la singularité de l'un d'eux, l'acide fluorhydrique, et que nous fûmes amené à rechercher l'origine
de cette méthode. L'auteur s'appuyait sur l'immunité
des ouvriers tailleurs de cristaux et croyait que les
parcelles de fluor dégagées par la taille étaient la cause
de cette immunité. Les résultats ont démenti cette
manière de voir, mais nous avons cru trouver dans
les sels de plomb insolubles, silicate et carbonate de
plomb provoqués par la taille du cristal, le sel saturnin qui nous faisait défaut et nous avons pensé que
le seul moyen d'enlever au plomb sa toxicité effrayante,

était de l'employer à l'état de combinaison chimique très stable, et pour ainsi dire totalement insoluble. Les sels de plomb tels que ceux que nous avions employés avaient déjà donné des mécomptes à Beau ; nous avions pensé les atténuer en n'usant que de doses infinitésimales et nous n'avions pas réussi ; il ne nous restait qu'à employer les silicates de plomb industriels, c'est-à-dire impurs. Voici les résultats auxquels nous sommes arrivé.

PREMIÈRE EXPÉRIENCE.

(Faite dans le laboratoire du professeur Lortet, doyen de la Faculté de Médecine de Lyon.)

46 lapins, divisés par portées du même âge, et oscillant comme poids entre 1 800 et 2 200 grammes.

3 séries et 10 lapins témoins.

1° La première comprend les animaux traités par le silicate de plomb à haute dose, 1 gramme et plus.

2° La seconde reçoit une dose moyenne de 1 centigramme par jour.

3° La troisième reçoit une dose moyenne de 1 milligramme par jour.

Ces trois séries, recevant des doses très inégales, devaient accuser des résultats très différents, et n'ayant aucune base pour fixer la posologie, il nous fallait créer de gros écarts entre les doses pour juger de la série qui donnerait le meilleur résultat.

En réalité, la troisième série ne recevait rien ou à

peu près, car la façon employée pour faire accepter le médicament était très défectueuse et si avec des doses un peu élevées, on pouvait compter sur une prise de la part de l'animal, en revanche avec une petite dose, l'opérateur était bien moins fixé.

Début de l'expérience le 25 mai 1892.

On injecte dans la cuisse droite *1 centimètre cube* de bouillon stérilisé, dans lequel on a écrasé des granulations tuberculeuses dans la proportion de 1 gramme pour 10 grammes de bouillon.

Ces tubercules provenaient des poumons d'une malade morte le 24 mai, à l'Hôtel-Dieu, dans le service de M. le docteur Clément, et dont nous tenons l'observation très résumée de M. Siraud, interne des hôpitaux de Lyon.

Il s'agissait d'une femme de 28 ans, Marie X..., couturière, qui entra à l'Hôtel-Dieu le 3 mai, sous le diagnostic de pneumonie. Symptômes typhiques très accusés, pommette rouge surtout à gauche. Température oscillant de 39°7 à 40°5.

Obscurité et matité dans les sommets des deux poumons.

Œgophonie et frottements pleuraux dans les deux bases.

Etat général grave avec peu de signes.

Autopsie le 24 mai : les deux poumons sont farcis de granulations de la base au sommet. De la grosseur d'une tête d'épingle, elles sont séparées à la base par du tissu pulmonaire fortement congestionné ; au sommet elles sont plus confluentes et arrivent même à constituer au sommet gauche 3 ou 4 petits foyers de la grosseur d'une noisette.

Léger épanchement pleurétique de couleur citrine.

Congestion rénale, légère.

En résumé, granulie à marche suraiguë.

Dans ces poumons nous avons pu disséquer et isoler un grand nombre de granulations.

Malgré toutes nos précautions, 8 lapins moururent dans les premiers jours avec tous les symptômes de la septicémie, et nous ne commençâmes le traitement que le 5 juin 1892 pour nous mettre à l'abri de toute cause d'erreur provenant de ce chef.

Il nous restait alors :

10 lapins témoins.

10 lapins de la première série.

9 lapins de la seconde série.

9 lapins de la troisième série.

Avant de sérier nos animaux nous avons eu soin d'en sacrifier deux pour juger de l'étendue et de la forme de leurs lésions.

Leur autopsie nous démontra à peu près le même état :

1° Vaste abcès caséeux, crémeux au point d'inoculation.

2° Légère congestion du foie.

3° Quelques petits points rouges, parsemés sur la surface pulmonaire.

Toutes ces opérations et ces essais ont été faits avec le concours de M. le Dr Despeignes, chef des travaux et de M. le Dr Genoud, préparateur du professeur Lortet.

Voici maintenant la suite de l'expérience :

9 juin. — 1° Lapin gris; 1 800 grammes; troisième série. — Arthrite tuberculeuse du genou droit, abcès multiples de la cuisse. Psorospermie du foie. Légère congestion pulmonaire.

2° Lapin gris; 1 900 grammes; témoin. — Vaste abcès sur toute la cuisse droite. Légère congestion du poumon droit.

12 juin. — Lapin gris; 1 700 grammes; témoin. — Abcès au point d'inoculation envahissant le genou. Piqueté congestif des deux poumons.

13 juin. — Lapin gris; 1 800 grammes; troisième série. — Abcès tuberculeux multiples de la cuisse et de la jambe. Psorospermie du foie. Rien d'apparent au poumon.

14 juin. — Lapin gris; 1 750 grammes; troisième série. — Abcès tuberculeux au point d'inoculation, de la grosseur d'une noix. R'en de visible dans les poumons.

15 juin. — Lapin gris; 1 800 grammes; témoin. — Vaste abcès, décollement de la peau de la cuisse droite, le pus caséeux et crémeux a fusé jusqu'au fémur.

16 juin. — Lapin noir et blanc; 1 750 grammes; troisième série. — L'abcès de la cuisse s'est ouvert au dehors. Septicémie, ventre ballonné. On trouve par raclage de la face inférieure du foie une grande quantité de streptocoques.

19 juin, — Lapin gris; 1 825 grammes; première série. — Abcès de la cuisse, dur, et de consistance presque mastic. Congestion légère des deux bases du poumon. Foie psorospermique.

20 juin. — Lapin noir; 1 900 grammes; témoin. — Abcès de la cuisse avec fusées purulentes intramusculaires. Congestion des deux poumons.

21 juin. — Lapin, 1 700 grammes; troisième série. — Infarctus pulmonaire ayant congestionné tout un lobe. Arthrite caséeuse du genou droit.

Rien au foie ni aux autres viscères.

24 juin. — Lapin noir et blanc; 1 600 grammes; témoin. — Vaste abcès de la cuisse, psorospermie du foie, congestion pulmonaire limitée à la base du poumon droit.

25 juin. — Lapin gris; 1 650 grammes; témoin. — Présente les mêmes lésions que le précédent.

30 juin. — Lapin noir et blanc; 1 500 grammes; témoin. — Gros foyer tuberculeux dans la cuisse droite. Congestion hépatique. Depuis quelques jours présentait de la diarrhée; hecticité très grande.

1ᵉʳ juillet. — Lapin gris; 1 450 grammes; témoin. — Hecticité, diarrhée profuse. Vaste abcès tuberculeux de la cuisse. Congestion en foyers limités dans les lobes inférieurs des poumons.

2 juillet. 4 décès. — 1° Lapin gris fer; 1 700 gr.; troisième série. — Abcès multiples de la cuisse, granulations pulmonaires, congestion et œdème des deux poumons.

2° Lapin gris; 1 750 grammes; deuxième série. — Lésions tuberculeuses limitées au point d'inoculation, et consistant en vastes abcès avec décollement de la peau de la cuisse.

3° Lapin gris jaune et blanc; première série. —

Lésions presque nulles, granulations petites et limitées au point d'inoculation, pas de foyers.

4° Lapin noir et blanc; première série. — Même
autopsie. Les lésions locales sont en pleine voie de
résorption. Rien ailleurs.

5 juillet. — Lapin gris; 1 500 grammes; témoin. —
Vaste abcès ayant envahi le genou droit, congestion
pulmonaire marbrant tout le poumon droit au milieu
de laquelle on trouve des foyers miliaires en voie de
dégénérescence caséeuse.

12 juillet. — Lapin gris; 1 450 grammes; témoin.—
Abcès au point d'inoculation; abcès pulmonaire occupant tout un lobe du poumon droit.

La série des témoins est détruite.

19 juillet. — 1° Lapin gris; troisième série.— Énorme
abcès de la cuisse. Tuberculose pulmonaire, consistant
en granulations tantôt disséminées, tantôt agglomé-
rées par places.

2° Lapin gris; première série. — Abcès tuberculeux
de la cuisse s'étant ouvert au dehors depuis dix jours.
Mort de septicémie, foie noir et ramolli, globules san-
guins crenelés, ballonnement du ventre ascite, pas de
tuberculose pulmonaire.

26 juillet. — 1° Lapin gris; troisième série. —
Ostéo-arthrite du genou. Gros abcès, tuberculose pulmonaire extrêmement avancée, les deux poumons
sont convertis en deux vastes abcès remplis de pus
caséeux.

2° Lapin jaune; 1 300 grammes; première série. —
Abcès ouvert au dehors. Septicémie.

3° Lapin jaune; 1 150 grammes; première série. —

Tubercules en voie de résorption dans la cuisse droite au point d'inoculation. Légères granulations isolées dans les poumons. Les lésions de la cuisse sont très minimes et les pulmonaires peu avancées; mais l'animal depuis huit jours ne mange plus.

29 juillet. — Lapin noir et blanc; 1 300 grammes; deuxième série. — Énorme abcès; tuberculose pulmonaire comprenant tout le sommet du poumon droit qui est converti en un vaste abcès.

2 août. — Lapin gris; 1 500 grammes; première série. — L'abcès d'inoculation est plus dur et plus petit; lésions pulmonaires très accentuées, véritables blocs tuberculeux dans les bases des deux poumons.

3 août. — Lapin gris; 1 700 grammes; deuxième série. — Pas de lésions au point d'inoculation; l'abcès est résorbé, ne laissant comme trace qu'un peu de tissu fibreux. Tuberculose pulmonaire constituée par une grande quantité de petits abcès miliaires.

7 août. — Lapin noir et blanc; 1 760 grammes; troisième série. — Vaste abcès de la grosseur d'une noisette au point d'inoculation, infiltration caséeuse intermusculaire. Tuberculose pulmonaire peu avancée, granulations disséminées dans les deux poumons.

9 août. — Trois lapins de la deuxième série et un lapin de la première série ont succombé dans la nuit. Les abcès d'inoculation se sont ouverts au dehors et l'infection septique a déterminé la mort. On retrouve à l'autopsie, outre les lésions septiques, une tuberculose pulmonaire peu avancée.

Il nous reste à ce moment deux lapins de la première série et trois lapins de la seconde.

Ces animaux résistèrent tous jusqu'au mois de novembre 1892.

Le *5 novembre*, deux décès :

1° Lapin noir; 1 780 grammes; première série. — On ne trouve plus rien au point d'inoculation, mais une énorme tuberculose pulmonaire, le poumon droit n'est plus qu'un vaste abcès.

2° Lapin noir et blanc; 1 800 grammes; deuxième série. — Rien au niveau de l'injection primitive. Tuberculose pulmonaire caséeuse.

Les deux derniers lapins furent conservés jusqu'au mois de mai 1893 et sacrifiés à cette époque; ils présentaient alors une tuberculose pulmonaire en voie de régression, caractérisée par un état dur, fibreux des capsules entourant les tubercules. Ceux-ci, au lieu d'être liquéfiés, étaient de la consistance du mastic de vitrier.

L'examen histologique, pratiqué par M. le Dʳ Lacroix, préparateur de M. le professeur Renaut et par M. le professeur agrégé Vialleton, ne donna lieu à aucune remarque bien nette, mais on sait combien sont difficiles de pareilles recherches dans le poumon du lapin. — L'examen macroscopique est beaucoup plus probant en pareil cas, la consistance, la dureté, l'état du contenu de l'abcès du poumon, la longueur de l'évolution de la tuberculose, l'examen de certains points où, à la place des granulations primitives, on trouve un petit nodule induré, formant un faisceau de preuves plus convaincantes.

Le traitement avoit été suspendu le 15 septembre 1892.

Si maintenant nous classons dans un tableau chronologique l'ordre des décès, on peut apprécier plus facilement quel a pu être l'effet du traitement.

TÉMOINS.	PREMIÈRE SÉRIE haute dose.	DEUXIÈME SÉRIE de 1 à 5 centimètres.	TROISIÈME SÉRIE 1 millimètre ou moins.
9 juin 12 juin 15 juin 20 juin 24 juin 25 juin 30 juin	19 juin		9 juin 13 juin 14 juin 16 juin 21 juin
1 juillet 5 juillet 12 juillet	2 juillet 2 juillet 19 juillet 26 juillet 26 juillet	2 juillet 26 juillet 29 juillet	2 juillet 19 juillet 26 juillet
	2 août 9 août	3 août 9 août 9 août 9 août	7 août
	5 novembre	5 novembre	
10 lapins.	9 lapins.	8 lapins	9 lapins.

REMARQUES

Cette expérience d'essai avait été faite dans des conditions déplorables, mais néanmoins elle nous conduisit à tenter, durant l'année 1893, une nouvelle série d'essais qui sont venus corroborer notre manière de voir.

A la Faculté de Médecine, nos animaux étaient rangés par séries de 10, dans des cages où mâles et femelles étaient ensemble, et souvent se battaient, dans des sous-sols humides, directement sur le sol où les urines ne trouvaient pas un facile écoulement, et l'on pourra facilement se représenter les mauvaises conditions dans lesquelles nos lapins se trouvaient, si nous ajoutons que nous n'avons pas eu une seule portée qui ait réussi.

Les injections faites dans la cuisse étaient trop considérables. Un centimètre cube de bouillon forme ainsi un gros abcès, et si quelques-uns de nos animaux moururent de septicémie, cela tient à ce que se battant ou se grattant, ils ouvraient ces foyers au dehors, et qu'immédiatement l'infection les emportait.

Néanmoins nous avons cru bon de rappeler cette épreuve, car nous avions pu constater que la dose la plus favorable oscillait entre 1 et 5 centigrammes de silicate de plomb.

Pour mettre à exécution la seconde tentative que

nous voulions faire, nous avons loué à Montchat, dans la banlieue de Lyon, un pavillon très bien aménagé pour l'élevage du lapin, où nous pouvions disposer de cages en ciment à écoulement facile, permettant d'isoler nos animaux et de les maintenir dans des conditions d'hygiène et de propreté qui jusque là nous avaient fait défaut.

Au mois de mai 1893 nous avons pu réunir 50 nouveaux lapins, à peu près de même âge et de même poids et présentant cet avantage de se diviser par portées.

Ainsi que dans l'expérience précédente, nous pouvions faire des observations comparables entre elles, en constituant des séries d'animaux qui comprenaient des individus absolument comparables entre eux. Aussi, les questions de poids variant de 25 à 50 grammes, nous ont paru totalement superflues.

La plus grosse difficulté que nous avons rencontrée dans cette expérience, fut de procurer à nos animaux une nourriture régulière et homogène. L'absence totale d'herbage et l'éloignement de la ville qui ne nous permettait pas de nous procurer les détritus des légumes provenant des marchés, nous obligèrent à nourrir nos animaux presque exclusivement avec du son. On nous pardonnera d'entrer dans ces détails, mais, en expérimentation tout a son importance.

· DEUXIÈME EXPÉRIENCE.

Début le 22 mai 1893.

1° Témoins 10
2° Lapins traités préventivement. 10
3° Lapins traités par le silicate ⎰ régulièrement. 10
    de plomb. . . . . ⎱ intermittent. . 10
4° Lapins traités par carbonate ⎰ régulièrement. 5
    de plomb. . . . . ⎱ intermittent. . 5

Par notre première expérience nous avions fixé à peu près notre dose, dans notre second essai nous avons cherché :

1° Si nos sels de plomb pouvaient agir d'une façon prophylactique ;

2° Si un traitement régulier était nécessaire ;

3° Si un autre sel de plomb, le carbonate, pouvait donner les mêmes résultats.

Les animaux traités préventivement furent soignés du 15 mars au 22 mai et reçurent par jour 5 centigr. de silicate de plomb; à partir de cette date on les laissa sans traitement.

Le 22 mai seulement nous pûmes recueillir à l'Hôtel-Dieu les tubercules satisfaisants.

Il s'agissait d'un homme de 47 ans, entré dans le service du professeur Bouveret, remplacé alors par le docteur Mouisset (l'observation d'ailleurs a été publiée à la Société des sciences médicales, fin mai 1893, par mon collègue, le docteur Porte.)

Ce malade, ancien tuberculeux, avait pris une poussée de tuberculose suraiguë autour de son ancien foyer siégeant au sommet du poumon gauche, et en même temps une poussée de méningite développée surtout à gauche. Dans le lobe cérébelleux gauche on trouve un vieux foyer tuberculeux dont la présence ne s'était jamais manifestée.

Les granulations tuberculeuses qui servirent à nos injections furent recueillies tout le long de l'artère sylvienne à laquelle elles étaient suspendues comme une grappe.

Injection dans la veine auriculaire gauche, d'un quart de seringue de Pravaz.

Trois animaux meurent d'embolie, pendant l'opération qui a été faite avec le concours de mes confrères les Dʳˢ Couturier et Vedemmeyer.

Le 1ᵉʳ juin, début du traitement.

Les lapins ont présenté de la fièvre les premiers jours de l'inoculation, mais sont apyrétiques au moment où le traitement commence.

Outre les trois morts opératoires, à signaler cinq autres décès sans qu'on puisse rien trouver à l'autopsie.

Le 1ᵉʳ juin on sacrifie 4 lapins pour se rendre compte de l'étendue des lésions produites.

1° Un lapin traité préventivement. Rien au point d'inoculation. Les poumons sont absolument intactes;

2° Les trois autres sacrifiés présentaient des différences notables. 1° L'un présentait à la base du poumon droit une congestion marquée, mais limitée à un coin analogue à un infarctus. 2° Le second avait la surface des deux poumons marbrée et tachetée de zones d'un rouge vineux allant jusqu'au cramoisi par endroits, sans induration sensible. 3° Enfin le dernier présentait sur toute la surface rosée des deux poumons, une quantité de petits points plus sombres analogues à des piqûres. D'ailleurs aucune production de tuberculose caractérisée.

Des portions pulmonaires écrasées et recueillies chez ces trois animaux furent insérées dans le péritoine de trois cobayes et ces animaux sacrifiés huit jours après présentaient toutes les lésions d'une péritonite tuberculeuse.

Les animaux ainsi réduits furent remis en séries à cette date de la façon suivante :

1° Témoins.	8
2° Animaux traités préventivement.	9
3° — — par le silicate de plomb. . .	8
4° — — intermittent	7
5° Animaux traités par carbonate de plomb . .	3
6° — — intermittent	3
Total.	38

25 juin. — Lapine grise; témoin. Morte en gésine, laissant six petits. Congestion pulmonaire intense des deux côtés. Les poumons sont surtout violacés aux deux bases et leur consistance est plus dure que normalement sans qu'on puisse néanmoins trouver des lésions tuberculeuses bien nettes et bien avérées. Rien au point d'inoculation. Les six petits sacrifiés ne présentent aucune lésion.

28 juin. — Lapin jaune et blanc, témoin. — Les poumons présentent des foyers congestifs disséminés dans les deux poumons mais aucune formation tuberculeuse. Des parcelles recueillies et écrasées, insérées dans le péritoine d'un cobaye, vinrent affirmer leur nature tuberculeuse.

1er juillet. — Lapin gris, témoin. — Mêmes lésions, mêmes recherches, mêmes résultats.

3 juillet. — 4 décès. 1° Lapine jaune, témoin. — Congestion des deux bases, au centre desquelles on perçoit de petits points blanchâtres ramollis.

2° Lapine grise, témoin. — Mêmes lésions pulmonaires.

3° Lapin gris fer, traité au carbonate de plomb. Congestion en foyers disséminés dans les deux poumons sans points de ramollissement.

4° Lapine noire, traitée au carbonate de plomb donné d'une façon intermittente. Congestion des deux bases sans ramollissement.

7 juillet. — Lapin gris, témoin. — Foyer ramolli et caséeux au sommet du poumon droit.

8 juillet. — 3 décès. 1° Lapine traitée au silicate de plomb d'une façon intermittente. Larges marbrures sur les poumons droit et gauche, a mis bas 5 jours auparavant 5 petits que l'on sacrifie et chez lesquels on ne trouve aucune lésion.

2° Lapin blanc traité au carbonate de plomb d'une façon intermittente; gros foyers tuberculeux, l'un occupant tout l'angle inférieur du poumon droit; l'autre la base gauche.

3° Lapine noire *traitée préventivement*, piqueté congestif occupant toute la surface pulmonaire, mais sans formation tuberculeuse nette et déterminée.

11 juillet. — 2 décès. 1° Lapin noir, traité au *silicate de plomb à dose continue*. Congestion occupant tout le lobe inférieur du poumon gauche, et se développant en foyers disséminés sur toute la surface du poumon droit sans trace de ramollissement.

2° Lapin jaune, traité au carbonate de plomb d'une façon continue. Lésion de tout le sommet droit qui est transformé en une poche purulente.

15 juillet. — Lapin témoin. Granulations tuberculeuses ramollies formant des petits abcès multiples dans les deux poumons.

Il ne nous restait donc plus à cette époque qu'un seul témoin que l'on mit en liberté dans le jardin et qui dut sa survie probablement à ce fait.

1er août. — Lapine gris fer traitée préventivement. Petites granulations ramollies et caséeuses dans les sommets des deux poumons. Abcès de l'oreille gauche.

7 août. — Lapin jaune traité au carbonate de plomb d'une façon continue. Ramollissement de tout le poumon droit qui est transformé en une poche caséeuse. Congestion rénale intense; ces organes sont violacés, noirâtres.

12 août. — Lapin traité préventivement. Petits foyers de ramollissement caséeux au sommet gauche.

21 août. — Lapin jaune traité au carbonate de plomb d'une façon intermittente. Vastes abcès tuberculeux des deux poumons, rien au rein.

La série des lapins traités au carbonate de plomb était éteinte.

Le *25 décembre* nous avons présenté à la Société des Sciences médicales de Lyon les poumons des quatorze lapins que nous venions de sacrifier, soit : un lapin témoin, deux lapins traités préventivement et onze lapins traités par le silicate de plomb.

Tous présentaient des lésions tuberculeuses très nettes, mais tandis que le lapin témoin avait les poumons transformés en vastes poches purulentes, où le tissu pulmonaire apparaissait vaguement, les lésions présentées par les autres animaux étaient petites, limitées, dures ; la matière caséeuse au lieu d'être fluctuante, était dure comme du mastic de vitrier.

Ces pièces ont été examinées par M. le D' Denis, préparateur du laboratoire d'anatomie pathologique de la Faculté ; mais ainsi que nous l'avons déjà dit, les résultats de cet examen n'ont pas été concluants.

Les lésions tuberculeuses, dans les poumons du lapin, n'ont pas la forme, la structure, que l'on observe chez l'homme et l'on doit plutôt se baser sur l'aspect macroscopique, sur la limitation des lésions, leur consistance plus sensible au doigt, et enfin la longue durée de l'expérience.

Le *15 janvier* nous avons sacrifié nos derniers animaux et si nous n'insistons pas sur les lésions qu'ils présentaient, c'est qu'elles étaient absolument semblables aux lésions que nous avions trouvées le 25 décembre.

Dans toutes les autopsies faites, nous avons cherché la trace que le plomb aurait pu laisser dans d'autres organes : l'intestin, le cœur, le foie et le rein ; mais nous n'avons pu trouver de stigmates bien nettes, un peu de congestion quelquefois, mais pas de sclérose confirmée. Ces examens ont été pratiqués par nos confrères, soit le Dr Lacroix, soit le Dr Genoud, au laboratoire d'anatomie pathologique de la Faculté.

Enfin, nous nous sommes soumis nous-même à un traitement au silicate de plomb pendant un mois à la dose de 10 centigrammes par jour, sans en éprouver d'autres désagréments qu'une constipation opiniâtre les derniers jours et quelques douleurs musculaires dans les bras et les muscles pectoraux. Nos urines n'ont jamais été albumineuses.

Si maintenant nous résumons dans un tableau l'ensemble de cette dernière expérience.

TÉMOINS.	TRAITEMENT PRÉVENTIF.	TRAITEMENT AU SILICATE DE PLOMB.	TRAITEMENT AU SILICATE DE PLOMB INTERMITTENT.	CARBONATE DE PLOMB.	CARBONATE DE PLOMB INTERMITTENT.
25 juin 26 juin					
1 juillet 3 juillet (2 lap.) 7 juillet 15 juillet	8 juillet	11 juillet	8 juillet	3 juillet 11 juillet	3 juillet 8 juillet
	1er août 12 août			7 août	21 août
25 décembre	25 décemb. (2 lap.)	25 décemb. (6 lap.)	25 décemb. (5 lap.)		
	15 janvier (4 lap.)	15 janvier	15 janvier		
8 lapins	9 lapins	8 lapins	7 lapins	3 lapins	3 lapins

Le séjour à la campagne, les meilleures précautions hygiéniques, ont beaucoup fait pour ce résultat.

Les doses de silicate et de carbonate de plomb ont toujours oscillé entre 0,01 et 0,05 centigrammes.

Le traitement intermittent a été fait en laissant reposer 15 jours l'animal et en reprenant ensuite le traitement pendant 15 jours.

Nous venons dégager les deux expériences capitales que nous avons poursuivies pendant deux années. Dans la dernière, nous avons eu d'autres petites expériences faites sur les portées de nos animaux avec d'autres sels de plomb, mais nous n'avons rien obtenu de bien caractéristique.

Rappelons cependant que tandis qu'à la Faculté nous n'avions eu aucune portée de lapins qui ait réussi, à la campagne, au contraire, nous avons eu 123 petits et que jamais nous n'avons trouvé chez eux la moindre trace de tuberculose.

A la Faculté, les vastes abcès d'inoculation qui s'ouvraient au dehors avaient infecté les cages : le mode d'inoculation dans l'auriculaire, l'absence de crachats chez le lapin avaient empêché ce mauvais résultat à la campagne.

Une seule fois, une de nos lapines présenta un abcès de l'oreille qui s'ouvrit au dehors : ses petits moururent, et comme on n'avait pas eu le soin de les retirer assez tôt de la cage, ses voisins ou elle-même les mangèrent et on ne put pratiquer aucun examen.

Enfin, pendant le temps de nos expériences nous n'avons noté la fièvre qu'au début de l'inoculation. La température s'élevait de 1 à 2 degrés au-dessus de la normale, pour s'abaisser progressivement dans les huit jours qui suivaient l'opération.

CONCLUSIONS.

En résumé, nous avons cherché à donner une base expérimentale à une théorie ancienne déjà de l'antagonisme de la goutte et de la tuberculose.

Pour faire de la goutte artificielle à l'état naissant, nous avons employé successivement l'acide lactique, l'acide urique, l'urate de soude, des sels métalliques divers, et nous sommes revenu à l'emploi du plomb.

Ce métal, extrêmement toxique soit par lui-même, soit par ses sels, peut très bien perdre ses qualités nocives si on l'emploie à petites doses et à l'état presque insoluble. La dystrophie acide qu'il provoque dans l'économie, l'état goutteux qu'il crée, constituent un terrain sur lequel ne se développe pas ou se développe mal le bacille de Koch. Sa permanence dans l'organisme, son élimination lente, permettent de maintenir l'organisme pour ainsi dire en état de tension saturnine prolongée sans nécessiter une médication répétée et par conséquent délétère.

La sclérose qu'il arrive à constituer sera limitée au début par l'appel du médicament au point où s'est développé le bacille de Koch en raison de l'inflammation provoquée par ce dernier.

Il s'agit donc d'apporter à la médication que nous préconisons, l'appui de la clinique qui permettra seule de révéler les susceptibilités individuelles et de réglementer la posologie d'une façon exacte.

De même que pour le mercure, dont le mode d'emploi en thérapeutique a demandé de longues années d'expérience de même pour le plomb, faut-il arriver à un dosage que l'empirisme seul peut déterminer.

En somme le traitement de la tuberculose que nous préconisons s'appuie sur trois faisceaux de preuves.

1° L'antagonisme admis par les anciens cliniciens Trousseau, Bretonneau, Pidoux, entre la goutte et la tuberculose.

2° L'immunité reconnue des ouvriers tailleurs de cristaux, immunité que nous attribuons aux sels insolubles de plomb et à des parcelles de sels, carbonate, florure, etc., développés par la taille.

3° Les expériences que nous avons entreprises et poursuivies durant deux années, nous ont paru suffisamment probantes pour que nous osions croire qu'elles apportent, à l'idée théorique qui nous avait guidé, un appui sérieux.

L'inocuité constatée de ce mode de traitement et la domestication du plomb par notre procédé, enlèvent à l'expérimentation clinique les caractères redoutables que de prime abord on serait tenté d'attribuer à l'emploi des sels de ce métal.

Publier des résultats cliniques sur des observations qui ne datent pas de 6 mois ; tirer des conclusions pratiques de 7 ou 8 faits étudiés, et en déduire un traitement assuré de la tuberculose, c'est chose prématurée; aussi nous nous contenterons de rapporter certains faits en faveur de notre méthode :

1° L'emploi des lavements avec l'acétate de plomb dans les diarrhées tuberculeuses rebelles et même dans les péritonites tuberculeuses a donné des succès à beaucoup de médecins, c'est là un mode de traitement souvent employé par le professeur Bouveret.

Nous tenons de nos collègues Orcel et Fallot une observation de diarrhée avec péritonite tuberculeuse, qui était dans un tel état que l'intervention chirurgicale discutée n'était plus applicable, et qui guérit très bien avec des lavements à l'acétate de plomb.

2° Nous avons, à l'heure actuelle quatre observations de tuberculose osseuse et articulaire, encore en traitement, où le plomb est administré par cataphorèse électrique et où on peut noter déjà une certaine amélioration.

Nous nous contenterons dans ce travail de signaler une voie qui demande de nouvelles expériences et de nouvelles recherches. La méthode nous a semblé rationnelle, mais la clinique seule peut soit confirmer nos idées, soit renverser l'édifice que nous avons péniblement élevé.

Lyon. — Imprimerie BOURGEON, rue des Marronniers, 7.

229

LYON

IMPRIMERIE DE L. BOURGEON

RUE DES MARRONNIERS, 7